Je stiller Du bist, desto mehr kannst Du hören.
(Chinesisches Sprichwort)

Für Alle, die etwas (bei sich) verändern wollen

Regina Lahner

Meditationen mit Klangschalen

leicht gemacht

Erprobte Textvorlagen
Sofort praktisch anwendbar
Für Einzel- und Gruppenarbeit

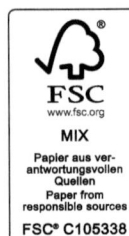

Umschlaggestaltung: Friedrich G. M. Roedig, Vallendar

Bildquellen: Eigene & stock.xchng® vi www.sxc.hu

Foto von Regina Lahner: Robert Graf

Lektorinnen: Senta Konopke und Birgit Kunde

Bibliografische Information der Deutschen Nationalbibliothek
Deutsche Erstausgabe

ISBN: 978-3-7322-5500-9
1. Auflage 2013   © 2013 Regina Lahner

Herstellung und Verlag: BoD - Books on Demand, Norderstedt

Über die Autorin: Regina Lahner wurde 1965 in Mönchengladbach geboren. Sie lebt seit ihrem zweiten Lebensjahr im Allgäu und beschäftigte sich schon sehr früh mit Naturheilkunde und gesundheitlichen Themen. Im Jahr 2000 absolvierte sie eine einjährige Ausbildung zur Bachblüten-Beraterin und arbeitete im Anschluss selbständig in den Bereichen Beratung, Ausbildung, Seminar- und Kursleitung. Seit 2005 bietet sie ein zehnmonatiges Fernstudium zum Bachblütenberater an. Im selben Jahr absolvierte sie ihre Ausbildung „Tibetische-Klangschalen-Massage" an der Sebastian-Kneipp-Schule in Bad Wörishofen. Als Referentin und Kursleiterin in den Bereichen Bachblüten (Vorträge, Workshops) und Klangschalen (Kurse, Workshops, Meditationen, kreatives Klangmalen) ist Frau Lahner bei zahlreichen südbayrischen Volkshochschulen tätig. 2012 erschien im selben Verlag ihr erstes Buch: „Klangschalenmassage leicht gemacht" Seit mehreren Jahren bildet Frau Lahner außerdem interessierte Personen in Intensivseminaren zur Klangschalen-Massage aus.

Ausführlichere Informationen dazu erhalten Sie im Internet auf den Seiten www.bluetenberatung.de und www.tibetische-klangschalen-massage.de

Inhaltsverzeichnis

Vorwort

Nach meinem ersten Buch „Klangschalenmassage leicht gemacht" erreichten mich immer wieder Anfragen und Anrufe von interessierten Lesern, Kursteilnehmern oder auch ehemaligen Schülern, die bei mir die Klangschalenmassage erlernt hatten und/oder schon eine Meditation besucht haben.

Zum Beispiel:
„Ich habe ein Angebot bekommen und soll einen Kurs durchführen. Können Sie mir konkrete Tipps geben, wie ich im Anschluss daran noch eine kurze Sinnesreise oder entspannende Meditation mit den Klangschalen gestalten kann?"

oder:
„Ich bräuchte dringend einen Meditationstext für meine Schüler (Heimbewohner, Kindergartenkinder, Klienten, Patienten...) Kannst Du mir helfen?"

und:
Meine Kinder sind oft sehr unruhig. Was für eine Klangschalen-Phantasiereise kann ich da ganz konkret mit ihnen machen?"

Dies Alles hat mich nun dazu veranlasst, die schönsten meiner selbst geschriebenen Texte in einem Buch für Sie zusammen zu fassen.

Ich wünsche Ihnen jetzt ganz viel Freude und Spaß beim ausprobieren, umsetzen, abwandeln und anwenden der Texte.

WICHTIG:

Sie dürfen im privaten Bereich alle meine Texte natürlich uneingeschränkt anwenden.

Gerne können Sie die Meditationen auch in Ihren Kursen und Events etc. verwenden.

Ich bitte bei der kommerziellen Nutzung jedoch immer um den nötigen Hinweis auf mich als rechtmäßige Autorin.

Bei Nutzung in jeglicher gedruckten Form bitte ich jedoch im Voraus um eine schriftliche Genehmigung. (Urheberrecht!)

Warum überhaupt Meditation?

Ein Termin jagt oft den nächsten, wir hetzen durch den Tag, die Woche, den Monat, das Jahr.

Im Alltag und im Beruf ist es oft dasselbe:
1000 Dinge müssen organisiert und erledigt werden, alles soll reibungslos laufen, wir müssen Tag für Tag funktionieren, unseren Mann (oder die Frau) stehen.
Oft bleibt da keine Zeit mehr „durchzuatmen". Selbst am Wochenende wird Liegengebliebenes erledigt und es fehlt an der nötigen Zeit, seine Batterien wieder mal so richtig aufzuladen.

Und dann - endlich - Urlaub, Erholung…

Schön wäre es! Der Stress geht gleich beim Koffer packen weiter. (Hab ich auch nichts Wichtiges vergessen?) Man ärgert sich bei der Anreise, dann über das Wetter, die Unterkunft, das Essen, den Partner, die Kinder usw.

Kommt Ihnen das auch irgendwie bekannt vor?

In unserer immer hektischer werdenden Welt wird es daher zunehmend wichtiger, sich mehr Gelassenheit ins Leben zu holen und sich bewusste Oasen der Ruhe und Entspannung zu schaffen.

Doch ich höre schon die ersten Einwände:

„Ich hab eh so viel um die Ohren. Und da soll ich mir auch noch regelmäßig die Zeit nehmen, um vielleicht nur ruhig rumzuliegen und dann gar nichts mehr tun?"

Ja genau, darum geht es!

- sich wieder öfter eine kleine Pause zu gönnen
- kurz innezuhalten
- ein bewusstes STOP zu setzen
- den Augenblick wahrzunehmen
- wieder achtsamer zu werden
- innerlich zur Ruhe zu kommen

…um danach wieder mehr leisten zu können.

„Hmmm ja, stimmt, da ist eigentlich schon was dran. Aber wie erreiche ICH das?"

Dafür gibt es leider keine Patentlösung.
Die Methoden, immer wieder zu seiner inneren Balance zurück zu finden, sind sehr vielseitig. Dem Einen tut Bewegung und Sport gut, dem Nächsten vielleicht ein Saunabesuch und manch Anderer verzieht sich lieber mit einem spannenden Buch in eine Ecke, oder er probiert es dann irgendwann doch mal mit einer Meditation.

Wichtig ist nur, dass man sich diese Zeit dafür einfach nimmt!

Grundlagen und Hinweise

Eine Meditation hat nichts Esoterisches.
Es bedeutet in meinen Augen lediglich, einfach mal kurz abzuschalten, bei sich zu sein - um Körper, Geist und Seele wieder zur Ruhe kommen zu lassen und dabei neue Kraft für den Alltag zu sammeln.

Gerade der gestresste Mensch hat anfangs jedoch oft große Schwierigkeiten „gar nichts" zu denken.
Die Gedanken schweifen immer wieder und wieder zur noch anstehenden Arbeit ab und/oder das Vorstellungsvermögen reicht bei einer geführten Meditation einfach (noch) nicht aus, sich das Gehörte innerlich bildlich vorzustellen.

Hier können die sonoren Töne der Klangschalen gerade Anfängern eine große Hilfe und Unterstützung geben!

Sie erinnern unser Unterbewusstsein an die Zeit im Mutterleib, als wir alles durch einen gedämpften Ton in einem schwebenden Zustand der Ruhe und Entspannung wahrgenommen haben. Selbst wenn man sich bei einer einfachen Klangmeditation nur auf die Töne der Klangschalen konzentriert, fällt man schnell in einen entspannten Zustand, der dann irgendwann kaum mehr andere, störende Gedanken aufkommen lässt.

Stehen die Klangschalen in unmittelbarer Nähe des Meditierenden spürt dieser vielleicht sogar auch die

12

Schwingungen über seine Unterlage. Diese können sich je nach Material des Bodens und Untergrundes auch auf seinen Körper übertragen.

Hinweis:
Bei einer Meditation rein mit Klangschalen ist es schön, wenn mindestens 5 unterschiedliche Töne zum Einsatz gebracht werden. Daher empfehle ich auch mehrere Schalen zu verwenden, die aber vom Ton her unbedingt alle harmonisch aufeinander abgestimmt werden müssen. Die Größe oder das Aussehen der Schalen spielt dabei keine entscheidende Rolle.

Bei einer geführten Meditation (mit Text) sollten Sie mindestens 3 Schalen verwenden. Zwei zusammenpassende dunkle Töne, die ähnlich eines langsamen Herzschlages durch die ganze Meditation „laufen" plus die Ergänzung eines passenden mittleren Tones sind hier schon sehr schön. Zum „Aufwecken" sollten Sie dann unbedingt auch noch eine kleine Schale mit hellem Ton anwenden.

Wenn Sie mit den Schalen jedoch Meditationen UND Massagen durchführen wollen, ist eine Auswahl nach Größe, Gewicht und Ton sinnvoll.

Bei einer Klangschalenmassage gibt es nämlich je nach Größe und Alter der zu massierenden Person empfehlenswerte Schalengrößen und -gewichte, die für die unterschiedlichen Bereiche auf dem Körper aufgestellt und angeschlagen werden:

300 – 500 g (kleine Herzschale, heller Ton) für den oberen Körperbereich und zum „Aufwecken"

500 – 900 g (große Herzschale, noch heller Ton) für den oberen Körperbereich

900 – 1100 g (Gelenk- oder auch Universalschale, mittlerer Ton) mit breitem Klangspektrum für Gelenke

1500 – 2500 g (kleine Beckenschale, dunkler Ton) für Rücken und Bauch

2500 – 3500 g (große Beckenschale, sehr dunkler Ton) für Rücken und Bauch

Wenn man eine Meditation mit einer kleinen Gruppe gestaltet, kann die darin geübte, ausführende Person jeweils eine einzelne oder auch mehrere Schalen direkt auf den Körper der Teilnehmer aufstellen und dort passend anschlagen.

Tipp:
Alle Schalen werden immer von außen (im oberen Drittel) und unter dem Rand ganz sanft angeschlagen. Gehen Sie dabei ruhig nach Ihrem Gefühl vor.

Achtung, wichtig:
Geben Sie Schwangeren keine Klangmassage und lassen Sie sich bei einer bestehenden Schwangerschaft zu Ihrer eigenen Sicherheit auch keine Klangmassagen geben!

Chronisch Kranke oder gefährdete Personen, z.B. mit einem Herzschrittmacher, mit verbliebenen OP-Schrauben im Körper, Krebs-Patienten oder Personen mit sonstigen Erkrankungen sollten eine Klangmassage ebenfalls vorher immer mit Ihrem Arzt abklären.

Wenn Sie die Schalen auf die Teilnehmer aufstellen möchten, wählen Sie in jedem Fall bitte Größe und Gewicht der einzelnen Schalen immer passend zum Körper und zum Körperteil der Teilnehmer aus!

Dieses Buch ist kompakt und praxisnah geschrieben. Sie können es sofort und ohne große Vorkenntnisse einsetzen.

Sollten Sie an weiteren Informationen, Grundlagen sowie auch dem praktischen Ablauf einer reinen Klangschalenmassage interessiert sein, empfehle ich Ihnen mein erstes Buch: „Klangschalenmassage leicht gemacht".

Vorbereitung der Meditation

Sie benötigen je nach Anwendungszweck einen oder mehrere weiche Filzklöppel (passend zur jeweiligen Schalengröße) und mindestens 1, besser 3-5 Klangschalen, die im Ton aufeinander harmonisch abgestimmt sind. Falls Sie in einem Raum arbeiten, der eine schlechte Akustik hat oder sehr groß ist, kann eventuell ein ganz großer Holzklöppel besser zum Anschlagen der Schalen geeignet sein. Als Unterlage für die Schalen bietet sich eine preiswerte Yoga- oder Campingmatte an.

Ihre Teilnehmer sollten leichte Kleidung tragen und es sich auf einem Stuhl oder auf dem Boden auf einer weichen Unterlage (mit einem Kopfkissen und warmen Socken) bequem machen können. Eine Meditation kann im Sommer auch gut sitzend (auf einem Stuhl oder Meditationskissen) oder liegend im Freien durchgeführt werden. Wird es kühler, ist jedoch zusätzlich eine Decke nötig.

Die dann eingenommene Haltung sollte während der Meditation möglichst nicht mehr verändert werden.

Der beste Zeitpunkt für eine Meditation ist übrigens frühmorgens, um Gelassenheit für den Tag zu finden, oder abends, um sanft zur Ruhe zu kommen.

Tipp:
Passend zum jeweiligen Thema der Meditation (oder zur Tageszeit!) können Sie auch einen entspannenden,

erfrischenden oder anregenden Duft einsetzen. Geben Sie dazu einige Tropfen eines hochwertigen 100% reinen ätherischen Öles für jeden Teilnehmer auf ein Wattepad oder auf ein kleines Tuch. Dies kann er sich dann auf den Oberkörper oder in die Nähe der Nase halten oder legen.

Ablaufvorschlag:
Stellen Sie sich den Teilnehmern in ein paar Sätzen kurz vor. Dies schafft ein Vertrauensverhältnis und eine angenehme Basis.

Erzählen Sie kurz etwas über den Ursprung und die Wirkung der Klangschalen. z.B.:

„Die Klangschalen stammen aus den östlichen Ländern Indien, Nepal und Tibet und sind dort seit Jahrtausenden bekannt. Ursprünglich waren diese jedoch eine Art Kochgeschirr. Irgendwann stieß wohl jemand versehentlich dagegen und entdeckte, dass sie eigentlich auch ganz gut klingen. Nun wurden die Herstellungsverfahren und auch die Materialzusammensetzung dementsprechend verändert und verbessert, so dass sie auch zu religiösen Klangzeremonien eingesetzt werden konnten.

Mitte der 80er Jahre bereiste der Deutsche Peter Hess Indien und kam auf die schöne Idee, die Töne und vor allem die Schwingungen der Klangschalen durch Aufstellen auf den Körper direkt in und auf den Menschen zu übertragen. Da wir alle im Durchschnitt bis zu 75% aus Wasser bestehen, kommt dadurch unser Inneres in eine harmonische Schwingung.

Bei der Meditation mit Klangschalen geht es jedoch in erster Linie gar nicht um diese Schwingungen, sonder hauptsächlich um die beruhigenden Töne, die sich positiv und harmonisierend auf unser Unterbewusstsein auswirken. "

Fragen Sie auch gleich zu Beginn noch nach, ob Ihre Teilnehmer schon Erfahrung mit Entspannung, Meditationen oder Sinnesreisen gesammelt haben. Dementsprechend sollten dann die Einleitungsphase und weitere Erklärungen gestaltet werden.
Es ist sehr sinnvoll, gerade „Meditations-Neulinge" langsam in einen entspannten Zustand zu führen.
Hier bieten sich verschiedene Techniken an.

Von der äußeren zur inneren Wahrnehmung:
Sie können z.B. zuerst eine Schale anschlagen und die Teilnehmer die Augen schließen lassen.
Durch das bewusste und konzentrierte Hören bis zum immer Leiserwerden und schließlich ganz Verklingen des Tones wird die Aufmerksamkeit auf das

- Innere
- die eigenen körperlichen Empfindungen
- auf die Gedanken
- auf die Gefühle oder auf den
- eigenen Atemrhythmus gelenkt.

Durch aktive An- und Entspannung der Muskulatur können Sie Ihre Meditierenden ebenfalls dazu bringen, durch die eigene innere Beobachtung ganz bei sich zu sein.

18

Tipp:
Das hohe Ziel der Meditation ist, alles nur beobachtend
wahrzunehmen und nicht zu werten! Reagieren Sie nicht auf
äußere oder innere Reize, versuchen Sie einfach zu sich zu
kommen, still zu sein, nicht zu denken und alles loszulassen...

Die beispielhaften Einleitungen der verschiedenen
Meditationen können Sie natürlich auch beliebig
verändern oder zusammen kombinieren.
Bitte erklären Sie neuen Teilnehmern im Vorfeld, wie
sie sich bei der Meditation zu verhalten haben. Dies
kann in etwa so aussehen:

- während der Meditation wird nicht
  gesprochen
- während der Meditation sollte man ruhig an
  seinem Platz bleiben
- während der Meditation soll niemand anderer
  gestört werden
- wenn jemand länger Husten muss, sollte er
  leise den Raum verlassen
- vor der Meditation sollte jeder noch auf die
  Toilette gehen

Weisen Sie Ihre Teilnehmer vor der Meditation auch
darauf hin, dass Sie während der Entspannung das
vertraute „Du" anwenden werden, um einen tieferen
Zugang zum Unterbewusstsein zu erreichen. Nicht,
dass jemand am Ende noch von Ihnen denkt, Sie
wissen nicht was sich gehört ☺

Sie können einem Anfänger auch im Vorfeld erklären, dass es völlig normal ist, wenn er sich nicht lange auf die Meditation konzentrieren kann und seine Gedanken zwischendurch auch kurz abschweifen. Falls ihm dies mehrfach passiert sollte er versuchen, sich wieder auf seinen eigenen Atemrhythmus und auf die Töne zu konzentrieren.

Wünschen Sie dann noch eine schöne Entspannung und beginnen Sie mit dem Vorlesen des vorbereiteten Textes.

Wichtiger praktischer Hinweis:
Ich habe in den folgenden Texten immer Leerzeilen verwendet, die Sie beim Vorlesen visuell auf eine kurze Lesepause hinweisen. Ein größerer Abstand bedeutet dementsprechend natürlich auch eine größere Pause!

Wenn Sie nicht genau wissen, wie lange diese Pause andauern soll, können Sie für sich den eben vorgetragenen Text (gedanklich!) noch ca. 2-4-mal wiederholen. Dieser zeitliche Abstand reicht in der Regel dazu aus, dass Ihre Teilnehmer sich das Gesagte auch innerlich bildlich gut vorstellen können.

Die Schalen können Sie natürlich in dieser Lesepause anschlagen!

Lassen Sie sie lange klingen - aber warten Sie nicht, bis sie ganz verklungen sind.

Beenden der Meditation

Je länger eine Meditation oder Sinnesreise andauert, desto tiefer fallen oft die Teilnehmer in einen entspannten, tranceähnlichen Zustand. Manche Leute schlafen sogar dabei ganz ein. Daher ist es nötig eine Meditation auch so zu beenden, dass jeder hinterher wieder völlig wach und ganz bei sich ist. Dies ist besonders wichtig, wenn Ihre Teilnehmer mit einem Fahrzeug zu Ihnen gekommen sind!

Ich verwende zum Beenden der Phantasiereise immer eine „Aufwachformel" (z.B.: ich zähle jetzt bis 5) um die Entspannungsphase abzuschließen.
Der Teilnehmer muss dazu aktiv seine Muskeln anspannen und sich dann auch noch dabei bewegen. So wird er wieder kontrolliert aus der Entspannung in den Alltag zurück geführt.

Haben alle die Augen wieder geöffnet, verwende ich immer eine kleine Schale mit einem besonders hellen Ton, die ich zum völligen „wach werden" 3-mal kurz hintereinander in ansteigender Intensität mit einem kleinen Holzklöppel anschlage.

Achtung:
Dieser helle Ton kann leicht schrill und unangenehm werden. Bitte setzten Sie daher den kleinen Holzklöppel immer nur zum Beenden der Mediation ein!

Sie können anschließend ruhig jeden Teilnehmer fragen wie er sich fühlt, ob er der Meditation folgen und sich alles gut vorstellen konnte. Dies empfehle ich Ihnen jedoch nur, wenn die Gruppe nicht allzu groß ist.

Daraus gewinnen Sie wichtige Erkenntnisse, die Sie im Laufe der Zeit immer besser werden lassen ☺

So, genug der Theorie, nun geht es praktisch los!

Jahreszeiten und innere Harmonie

Wir beginnen nun mit einer Klang-Meditation, die das Thema Jahreszeiten behandelt. Sie wird Ihnen im Verlauf mehr innere Ruhe und Harmonie geben.
Ich werde Sie dabei mit „Du" ansprechen, um einen tieferen Zugang zu Ihnen zu bekommen.

Lege oder setze Dich nun bequem hin und schließe Deine Augen.

Prüfe nun mit geschlossenen Augen, ob Du wirklich bequem und locker liegst oder sitzt.

Vielleicht willst Du Deine Körperhaltung noch ein wenig verändern.

Mache es Dir einfach so bequem wie möglich!

Achte nun während der Meditation auf die Geräusche und lausche den harmonischen Klängen der Klangschalen, die Dich jetzt gleich sanft umgeben werden.

Achte dabei auch auf Deine Gedanken, die Dir jetzt vielleicht noch durch den Kopf gehen.

Spüre, wie Dir alle Deine Gedanken nun vollkommen gleichgültig werden.

Du weißt, dass Du jetzt überhaupt nichts leisten musst.

Du liegst einfach nur locker, ruhig, konzentriert und entspannt da.

Alles um Dich herum ist jetzt vollkommen gleichgültig.

Spüre Deine Füße, wie und wo sie Kontakt zu Deiner Unterlage haben.

Spüre wie sich Deine Waden ganz entspannen.

Auch die Oberschenkel werden immer lockerer.

Dann gehe langsam in Deiner Vorstellung die Wirbelsäule hinauf.

Beginne an Deinem Kreuz und gehe dann langsam etwas höher.

Du spürst die Brustwirbelsäule und die Halswirbelsäule.

Genieße nun die Klänge, die dem Weg Deiner Vorstellung nachfolgen.

Lass Dir Zeit bei diesen Gedanken.

Dann gehst Du in Deiner Vorstellung zu Deinem Kopf.

Prüfe, ob Deine Gesichtsmuskeln wirklich völlig entspannt sind.

Prüfe Deine Augen.

Sind die Augenlider nur leicht geschlossen oder sind die Augen fest zusammengepresst?

Spüre mit geschlossenen Augen, wie sich die Zunge in Deinem Mund befindet und anfühlt.

Deine Atmung ist ganz locker und geht regelmäßig hin und her.

Deine Atmung ist völlig ruhig und gleichmäßig.

Dein Körper ist nun ganz entspannt.

Und dann gehe in Deiner Vorstellung zu Deinen Armen.

Spüre wie diese angenehm schwer und warm sind.

Beide Arme sind locker, entspannt, schwer und warm.

Beide Arme sind vollkommen schwer, vollkommen warm.

Angenehm warm.

Du bist jetzt ganz ruhig und entspannt.

Genieße diesen Zustand der Ruhe und Entspannung so intensiv wie möglich und lasse die harmonischen Töne nun auf Dich wirken.

Falls noch ein Gedanke da ist, so schicke ihn einfach mit einer kleinen, weißen Wolke auf die Reise.

Und nun stelle Dir vor, es ist gerade Frühling geworden.

Schnupperst Du die frische Luft, die Dich jetzt umgibt?

Alles riecht heute besonders intensiv.

Auf der Wiese wächst gelber Löwenzahn.

Vielleicht kannst Du sehen, wie schon die ersten Knospen an den Bäumen sprießen.

Lausche nun dem Zwitschern der Vögel.

Sie freuen sich über die Wärme und die Sonnenstrahlen nach einem langen Winter.

Spüre, wie sich der Frühling anfühlt und atme diesen nun tief in Dich ein.

Und jetzt stelle Dir vor, es wird schon langsam Sommer.

Du läufst an einer herrlich blühenden Wiese vorbei.

Die Luft riecht süß und würzig.

Nimmst Du den Duft wahr?

Schau auf die unzähligen Blumen, die jetzt dort wachsen.

Sie leuchten in vielen bunten und intensiven Farben.

Hörst Du das Brummen der Bienen und das Zirpen der Grillen?

Ein kleiner glitzernder Bach spendet Dir nun erfrischendes, kühles Wasser.

Du bist völlig ruhig und entspannt und genießt die warme Sommerluft auf Deiner Haut.

Unsere Reise durch die Jahreszeiten geht nun weiter und es wird allmählich Herbst.

Wieder machst Du einen Spaziergang.

Schau Dir die schön gefärbten bunten Blätter an den Bäumen an.

Ein plötzlicher Windstoß wirbelt ein paar Blätter vom Boden hoch in die Luft.

Du siehst ihnen nach und entdeckst am Himmel ein paar Zugvögel.

Hörst Du ihre leisen Rufe?

Vor Dir sind ein paar Beerensträucher voll mit süßen Früchten.

Vielleicht willst Du ein paar Früchte probieren?

Du genießt den Geschmack und fühlst Dich einfach großartig.

Wir kommen nun langsam zur letzten Station und es ist Winter geworden.

Der Himmel ist klar und blau.

Es schneit und eine Schneeflocke landet gerade auf Deiner Nasenspitze.

Du spürst, wie sie dort langsam zerschmilzt.

Die Luft ist kalt, doch Du bist warm und sicher angezogen.

Der Schnee unter Deinen Füßen ist weich und zart wie Watte.

Die Bäume sind von einem feinen Raureif überzogen.

Es glitzert überall wie unzählige Edelsteine.

Riechst Du die klare Schneeluft?

Spürst Du, wie die Luft in Deine Lungen hinein strömt und Dein Kopf und Deine Gedanken immer reiner und klarer werden?

Nimm nun alle diese Klänge und positiven Gefühle der inneren Ruhe und Harmonie tief in Dich auf.

Nimm sie mit in Deinen Alltag und erinnere Dich immer wieder daran, wenn es Dir einmal nicht so gut geht, oder Du im Stress bist.

Du kannst jederzeit wieder in diesen Zustand gelangen, immer wenn Du dies willst!

Wir beenden nun unsere Reise durch das Jahr in folgender Reihenfolge:

Deine Augen bleiben zunächst geschlossen.

Bewege jetzt kräftig die Hände und balle diese zu Fäusten.

Nun nimm einen tieeeeeeeeefen Atemzug und beginne Dich zu recken und zu strecken.

Bewege nun auch Deine Arme und Beine.

Mit jedem Einatmen wirst Du jetzt immer wacher.

Ich zähle jetzt bis 5.

Bei der Zahl 5 öffnest Du Deine Augen und bist
wieder munter, vollkommen entspannt und Du fühlst
Dich richtig gut.

1
2
3
4
5

Du bist nun hellwach und fühlst Dich sehr wohl!

Kehre nun wieder in diesen Raum, ins Hier und Jetzt
zurück.

Mache Dir bewusst, wo Du Dich befindest.

Vielleicht magst Du noch einen Augenblick mit
geöffneten Augen auf Deinem Platz liegen bleiben,
dort, wo Deine Reise begonnen hat?

Leichtigkeit und Entspannung

Wir kommen nun zu einer Klang-Meditation,
die Ihnen Leichtigkeit und Entspannung bringt.
Ich werde Sie dabei mit „Du" anreden um tiefer in
Ihr Unterbewusstsein vorzudringen.

Schließe nun Deine Augen und lege oder setze Dich
ganz locker und bequem auf Deine Unterlage.

Spüre einen Augenblick Deinem Atem nach.

Du kannst fühlen wie Dein Atem gleichmäßig ein und
ausströmt,
ein und aus,
ein und aus…

Du wirst dabei immer ruhiger und bist völlig
entspannt.

Dein Bauch hebt und senkt sich wie von selbst
und ohne Dein aktives zutun, immer nur auf und ab,
auf und ab,
auf und ab.

Dein Atem ist regelmäßig und ruhig.

Es atmet Dich.

Jetzt stelle Dir einmal vor, Du liegst auf einer
wunderschönen grünen Wiese.

Um Dich herum sind duftende Blumen. Über Dir ist
ein strahlend blauer Himmel.

Du spürst die Weite und die Ruhe.

Hin und wieder taucht eine kleine weiße Wolke auf.

Falls überflüssige Gedanken in Deinem Kopf
auftauchen, lass sie einfach kommen und gehen,

so wie die kleine weiße Wolke kommt
und wieder geht.

Du wirst nun immer leichter und leichter.

Dein Körper verändert sich,
Du wirst zu einer Feder.

Du bist jetzt eine Feder,
leicht und zart…

Schau Dir nun an, wie Du aussiehst,
welche Farbe Du hast.

Bist Du eine winzige oder eine große Feder?

Bist Du weich und flauschig oder
eher kräftig und fest?

Und nun nimmt ein zarter Luftzug Dich mit sich
hoch in die Luft, immer höher und höher,
solange es Dir gefällt.

Schau Dich nun dort oben einmal genauer um.
Was siehst Du alles?

Spüre, wie es sich anfühlt, von der Luft getragen zu werden, schwerelos zu schweben.

Und spüre, wie der Wind Dich immer weiter mit sich fort trägt.

Genieße dieses Gefühl der Freiheit und der Leichtigkeit!

Lass Deiner Phantasie jetzt eine Weile einfach freien Lauf und lausche den angenehmen Klängen,
die Dich dabei begleiten werden.

Nimm jetzt Deine ganzen Gefühle und die Klänge in Dich auf.

Du kannst Dich immer wieder daran erinnern, wenn Du im Stress bist oder es Dir einmal nicht gut geht.

Du kannst jederzeit wieder in diesen Zustand gelangen, wenn Du dies willst!

Genieße nun noch einen Augenblick das Gefühl der Schwerelosigkeit und kehre dann langsam wieder auf den Boden zurück.

Nimm Deine eigene Gestalt wieder an.

Du bist wieder Du!

Beginne nun, Dich zu recken und zu strecken,
mache einen ganz tiefen Atemzug.

Recke und strecke Dich wie eine Katze und
öffne jetzt Deine Augen.

Du bist wieder im Raum angekommen.

Du bist entspannt und fühlst Dich leicht und wohl.

Spüre Deinen Empfindungen noch einen Augenblick
lang nach.

Wenn Du willst, können wir uns gleich anschließend
noch ein wenig darüber unterhalten.

Klarheit und Entscheidung

In dieser Klang-Meditation, die das Thema Klarheit und Entscheidung behandelt, bekommen Sie vielleicht eine Antwort auf eine Frage, die Sie momentan gerade beschäftigt.

Ich werde Sie dabei mit „Du" anreden.

Du liegst oder sitzt ganz bequem auf Deiner Unterlage.

Du hast die Augen geschlossen und bist völlig ruhig und entspannt.

Du fühlst Dich wohl und freust Dich auf die harmonischen Klänge, die Dich gleich immer tiefer und tiefer in Deine innere Balance führen werden.

Wir befinden uns in einem Garten und Du hast das Gefühl, als würde die Zeit dort still stehen.

Ruhe und Heiterkeit beherrschen Deinen Garten.

Dir ist angenehm warm und Du genießt die Sonnenstrahlen auf Deiner Haut.

Du schlenderst jetzt einen schmalen Weg entlang, der Dich bald zu einer runden Lichtung führt.

In der Mitte befindet sich ein schöner See.

An seinem Ufer ist eine kleine Bank, die Dich zum Verweilen einlädt.

Sieh, wie klar und ruhig das Wasser heute ist, kaum ein Lufthauch bewegt seine Oberfläche.

Der See ist wie ein glitzernder Spiegel.

Du blickst gespannt hinein, was kannst Du jetzt darin erkennen?

Siehst Du vielleicht eine Person, die Du nun etwas fragen willst?

Oder taucht vielleicht eine Frage in Dir auf, zu der Du eine Antwort haben möchtest?

Vielleicht stehst Du auch vor einer Entscheidung, und suchst nach Deinen Möglichkeiten?

Du hast jetzt so viel Zeit, wie Du brauchst, um eine Antwort oder Klarheit zu Deinem Thema zu finden.

Deine Gedanken fließen völlig frei und ungezwungen zu den verschiedenen Tönen der Klangschalen.

Lasse Dich darauf ein und lasse den Dingen freien Lauf.

Höre auf Dein Bauchgefühl und höre auf Deine innere Stimme, die Dir vielleicht jetzt etwas sagen will…

Hast Du schon eine Antwort gefunden?

Dann löse Dich langsam von den Bildern, die Dir vor Deinem inneren Auge erschienen sind.

Vielleicht musst Du diese Meditation auch noch mehrmals zu Hause wiederholen, um die gewünschte Klarheit zu erhalten.

Du kannst Dich jederzeit wieder in diesen meditativen Zustand bringen, immer wenn Du das willst.

Und dann stelle Dich jetzt allmählich darauf ein, diese Übung bald zu beenden.

Beende die Übung in der folgenden Reihenfolge:
Die Augen bleiben zunächst geschlossen.

Bewege kräftig die Hände und balle diese zu Fäusten.

Recke und strecke Dich.

Bewege kräftig die Arme und Beine.

Dabei atmest Du tief ein und aus.

Du wirst jetzt ganz tief ein und ausatmen.

Tief ein und ausatmen.

Und zum Schluss öffnest Du jetzt wieder Deine Augen.

Mache Dir bewusst, in welchem Raum Du Dich befindest.

Wenn Du möchtest, kannst Du nun über Deine Erfahrungen berichten!

Energie und Kraftplatz

Diese Klang-Meditation behandelt das Thema Energie. Sie werden darin an einen Kraftplatz geführt, zu dem Sie auch im hektischen Alltag in Gedanken jederzeit wieder kurz zurückkehren können.

Ich werde Sie, wie in Meditationen üblich, darin mit den vertrauten „Du" anreden.

Mache es Dir auf dem Boden oder einem Stuhl nun ganz bequem.

Du spürst die Schwere Deines Körpers und fühlst Dich angenehm warm und wohlig.

Wie liegst oder sitzt Du jetzt auf der Unterlage, hast Du guten Kontakt zu ihr?

An welchen Stellen liegt Dein Körper auf?

Du spürst Deinen Atem, wie er ganz gleichmäßig ein und ausströmt.

Gehe mit Deiner Aufmerksamkeit noch einmal in Deinen gesamten Körper und visualisiere Dir, wie Du mit jedem Atemzug immer tiefer und tiefer in Deine Unterlage sinkst.

Du spürst Dein Herz, wie es ruhig und gleichmäßig im Rhythmus schlägt.

Falls Deine Augen jetzt noch geöffnet sind, schließe sie bitte jetzt, oder in ein paar Minuten.

Vielleicht spürst Du schon, wie Du mit den Tönen immer tiefer und tiefer in die Entspannung kommst…

…wie Deine Beine immer schwerer werden.

Deine Arme liegen ganz schwer neben Deinem Körper.

Auch Dein Kopf muss sein Gewicht nicht mehr tragen und kann einfach entspannen und loslassen.

Beginne jetzt, Deine Stirn zu entspannen.

Du fühlst einen angenehmen, kühlen Hauch von frischer Pfefferminze auf Deiner Stirn.

Du spürst, wie sich Deine Augenlider entspannen, wie sich Dein Mund lockert.

Deine Gesichtszüge werden ganz sanft und sind völlig gelöst.

Wenn jetzt noch vereinzelt Gedanken in Deinem Inneren auftauchen, so lasse sie einfach wegfließen, wie ein Blatt, das von einem Baum herab ins Wasser fällt…

Du kannst spüren, wie sich die Entspannung in
Deinem Körper fortsetzt.

Mit jedem Klang und jedem Ausatmen wird Dein
Körper immer lockerer und gelöster.

Dein Nacken entspannt sich,
Dein Schultergürtel,
Deine Schultern, die schon so manche Last getragen
haben.

Dein Rücken wird warm und wohlig.

Mit jedem Ausatmen kannst Du Dich immer mehr
fallen lassen und sinkst immer tiefer in Deine
Unterlage ein.

Vielleicht spürst Du jetzt schon die Wärme in Dir,
oder gleich, in ein paar Sekunden.

Du spürst, wie sich die Wärme immer mehr in
Deinem Körper ausbreitet.

In Deinem Nacken, Deinen Schultern, im Rücken…
Und Du hast noch den angenehmen Pfefferminz-
hauch auf Deiner Stirn.

Deine Atemzüge werden noch ruhiger und tiefer.
Die harmonischen Klänge tragen Dich nun hinaus aus
diesem Raum.

Sie tragen Dich zu einem ganz speziellen Ort, der Dir Ruhe und zugleich Kraft gibt, und zu dem nur Du Zugang hast.

Es kann ein Ort sein, den Du bereits kennst. Vielleicht aus dem Urlaub?

Vielleicht entsteht dieser Ort aber auch nur in Deiner Phantasie.

Es kann ein Ort hoch oben in den Bergen sein, mitten im Wald, oder an einem Gewässer.

Es ist alles ganz so, wie Du den Ort haben möchtest, denn es wird Dein Platz sein!

Und nun sieh Dir die Landschaft an, in der Du Dich jetzt befindest.

Schau Dir den Himmel an, wie herrlich seine Farben sind!

Sieh Dir die Natur an, mit all seinen Tieren und Pflanzen, die es dort gibt.

Spüre die warme Luft auf Deiner Haut, rieche den frischen Duft.

Spüre den Boden unter Deinen Füßen, genieße Deine Gefühle und Empfindungen, die Du jetzt gerade hast.

Und nun geh in Gedanken ein paar Schritte.

Allmählich siehst Du etwas vor Dir, dieser Ort wird nun immer klarer und klarer.

Es kann eine Höhle sein, ein Haus, ein Iglu, etwas, dass Dir gerade entspricht und wo Du jetzt gerne sein möchtest.

Es ist Dein persönlicher Kraftplatz, Dein Ruhe- und Rückzugsort!

Und nun sieh Dich dort genauer um.
Was kannst Du alles erkennen?

Trete jetzt ein und spüre die Atmosphäre, die Stimmung, die von diesem besonderen Ort ausgeht...

Lausche den Klängen, die Dich nun dabei begleiten.

Ist der Raum hell oder dunkel?

Wie sind die Wände beschaffen, wie der Boden?

Gibt es dort Gegenstände, ein Stuhl oder ein Bett?

Du selbst hast die Möglichkeit, Dir Deinen Raum so einzurichten, wie Du ihn haben möchtest!

Du kannst seine Farben, sein Licht und seine Einrichtung verändern, ganz wie es Dir gefällt und wie Du es willst.

Du bist nun vollkommen ruhig und entspannt.

Du fühlst Dich jetzt sehr wohl in Deinem persönlichen Ruheraum.

Und nun spüre tief in Dich hinein.

Fühle das Glück, die Zufriedenheit und die Kraft in Dir, die Du jetzt im Moment so stark empfindest.

Genieße die einzelnen Töne der verschiedenen Klangschalen.

Lasse alle Deine Gedanken dazu einfach fließen...
Du fühlst Dich geborgen und frei!

Lasse Deine Gefühle kommen und gehen, sei einfach Du selbst.

Bei jedem Klang der einzelnen Schalen wird Deine Energie nun größer und größer.

Tanke Dich jetzt mit dieser klangvollen Energie auf. Nimm die Energie ganz bewusst in Dich auf.

Und nun wird es Zeit, sich von Deinem Kraftplatz für heute zu verabschieden.

Du fühlst Dich stark und erfrischt und bist ganz mit Kraft aufgeladen.

Du kannst nun Deinen Alltag wieder ganz leicht und ohne Probleme schaffen.

Kehre nun langsam wieder in unseren Raum zurück, dorthin, wo Deine Reise vorher begonnen hat.

Lasse Deine Atemzüge immer tiefer und intensiver werden.

Nimm mit jedem Atemzug frische Luft in Dich auf.

Beginne Dich zu recken und zu strecken.

Öffne jetzt Deine Augen.

1
2
3
4
5

Du bist nun hellwach und wieder im Hier und Jetzt angekommen.

Spüre Deinen Empfindungen noch etwas nach und wenn Du willst, kannst Du gerne anschließend darüber berichten, wie es an Deinem persönlichen Kraftplatz ausgesehen hat!

Ruhe und Harmonie

Wir beginnen nun mit einer Klangmeditation, die Ihnen im Verlauf Ruhe und Harmonie geben wird.

Ich werde Sie dabei, wie es meist in Meditationen üblich ist, mit „Du" ansprechen, um einen tieferen Zugang zu Ihrem Unterbewusstsein zu finden.

Lege oder setze Dich nun bequem hin und schließe Deine Augen.

Prüfe nun mit geschlossenen Augen, ob Du wirklich bequem und locker liegst oder sitzt.

Vielleicht willst Du Deine Körperlage noch ein wenig verändern.
Mache es Dir einfach so bequem wie möglich!

Achte nun auf das Zwitschern der Vögel und lausche den harmonischen Klängen der tibetischen Klangschalen, die Dich jetzt gleich sanft umgeben werden.

Spüre, wie Dir alle Deine Gedanken nun vollkommen gleichgültig werden.

Alles um Dich herum wird Dir nun vollkommen gleichgültig.

Du liegst nun einfach nur ganz entspannt da.

Spüre in Deine Beine, wo sie Kontakt zu Deiner Unterlage haben.

Dann gehe langsam in Deiner Vorstellung die Wirbelsäule hinauf.

Beginne an der Lendenwirbelsäule und gehe dann langsam etwas höher.

Du spürst die Brustwirbelsäule und die Halswirbelsäule.

Genieße die Klänge, die dem Weg Deiner Vorstellung nachfolgen.
Lasse Dir Zeit bei diesen Gedanken.

Dann gehst Du in Deiner Vorstellung zu Deinem Kopf.

Prüfe nach, ob Deine Gesichtsmuskeln wirklich völlig entspannt sind.

Prüfe Deine Stirn und Deine Augen.
Sind die Augenlider locker geschlossen und ist die Stirn entspannt?

Deine Atmung ist ganz leicht, Du atmest sanft ein und aus.

Deine Atmung ist völlig ruhig und gleichmäßig.

Gehe nun in Deiner Vorstellung zu Deinen Armen.

Spüre wie diese angenehm schwer und warm sind.

Beide Arme sind locker und entspannt, schwer und warm.

Beide Arme sind vollkommen schwer, vollkommen warm.
Angenehm entspannt und warm.

Du bist jetzt vollkommen ruhig und entspannt.

Genieße diesen Zustand der Ruhe und Entspannung so intensiv wie möglich und lasse die harmonischen Töne nun auf Dich wirken.

Falls noch ein Gedanke da ist, so schicke ihn einfach mit einer kleinen, weißen Wolke auf die Reise.

Wir befinden uns jetzt in einem verzauberten Wald und Du hast das Gefühl, als würde die Zeit dort still stehen.

Dir ist angenehm warm und Du spürst vielleicht einen sanften Windhauch auf Deiner Haut.

Du schlenderst jetzt einen schmalen Weg entlang, der Dich bald zu einer runden Lichtung führt.

In der Mitte befindet sich ein schöner See und an seinem Ufer ist eine kleine Bank, die Dich zum Verweilen einlädt.

Du nimmst nun in den nächsten Minuten, während die Klangschalen erklingen, gedanklich die Stille und die Naturgeräusche in Dich auf, die von diesem wunderschönen Platz ausgehen.

Und dann stellst Du Dich langsam darauf ein, diesen Ort der Entspannung wieder zu verlassen.

Nun darf ich Dich bitten, mit Deinen Gedanken wieder allmählich ins Hier- und Jetzt zurück zu kommen.
Beende die Meditation in der folgenden Reihenfolge:

Die Augen bleiben zunächst geschlossen.

Bewege jetzt kräftig die Hände und balle diese zu Fäusten.

Nun recke und strecke Dich.

Bewege jetzt kräftig Deine Arme und Beine und atme tief ein und aus.

Du wirst jetzt ganz tief ein und ausatmen. Tief ein und ausatmen.

Und zum Schluss öffnest Du jetzt wieder Deine Augen. Mach Dir bewusst, in welchen Raum Du Dich befindest.

Klang, Farbe und Heilung

Die meisten Menschen haben ab und zu gewisse körperliche Unstimmigkeiten und Disharmonien, die sich dann oft im Alltag bemerkbar machen.

Dazu gehört beispielsweise der Spannungskopfschmerz genauso wie leichtere Rückenprobleme, weil man sich vielleicht manchmal überlastet fühlt?

Speziell hierfür habe ich die folgende Meditation mit dem Thema „Heilung" für Sie.

Sie werden wieder von mir mit dem vertrauten „Du" angeredet.

Wieder einmal möchtest Du mit den harmonischen Klängen in einen entspannten Zustand gelangen.

Dazu schließt Du jetzt Deine Augen und atmest ruhig und gleichmäßig
ein und aus,
ein und aus,
ein und aus.

Alles um Dich herum beginnt Dir gleichgültig zu werden.

Alles, was Dich belastet, verschwimmt vor Deinem geistigen Auge.

Du wirst mit jedem Atemzug gelassener und sinkst immer tiefer und tiefer in Deine Unterlage ein.

Dein Körper ist ganz schwer.

Du sitzt oder liegst nun völlig entspannt auf Deiner Unterlage.

Von der Ferne hörst Du die zarten Töne der Klangschalen.

Du befindest Dich jetzt in einem wunderschönen Garten.

Die Luft dort ist so frisch und rein, dass sich Deine Lungen weiten wollen, nur um dieses kostbare Element ganz und gar in Dich aufzunehmen.

Reine Luft strömt nun bis tief in Deine Lungenspitzen und erfüllt Dich mit ihrer Energie.

Du atmest jetzt die verbrauchte Luft völlig aus, damit sie gleich wieder gegen frische getauscht werden kann.

Du fühlst Dich nun schon viel besser, weil Du jetzt ganz bewusst so tief ein- und ausatmest.
Ein, aus,
ein, aus.

Mit der tiefen Atmung und den harmonischen
Klängen fließt Sauerstoff in Dich hinein und erweckt
Deine Lebensgeister.

Das Adrenalin fließt durch Deine Adern.
Am liebsten würdest Du einen Freudensprung
machen!

Aber bist Du schon bereit dafür?
Ich denke, Dein Körper braucht noch etwas Zeit…

Du legst Dich jetzt in Gedanken auf eine saftig grüne
Wiese.

Das Gras trägt Dich wie ein weiches Kissen und Du
schwebst fast ein wenig über der Erde.

Atme weiter tief ein und aus und spüre, wie die Luft
Deine Lungen und Deinen ganzen Körper reinigt und
stärkt.

Gleich wirst Du Dir verschiedene Farben vorstellen,
die Dich durchdringen und Deinen Körper heilen.

Jetzt umgibst Du Dich mit der heilenden Farbe Blau.

Du siehst dieses Blau wie einen Nebel, der Dich
einhüllt und Deinen Körper völlig durchdringt.

Dieses Blau berührt jedes Organ, umspült jede Zelle.

Lass Dir Zeit bei der Vorstellung und spüre, wie sich das Blau nun überall in Dir ausbreitet und Du ganz davon erfüllt wirst.

Überall, wo Heilung nötig ist, fließt die Farbe Blau ganz selbständig hin.

Als nächstes stellst Du Dir die heilende Farbe Grün vor.

Dieses Grün umgibt Dich und hüllt Dich ganz und gar ein.

Alle Bereiche in Deinem Körper, die Regeneration und Heilung brauchen, nehmen die Energie der Farbe Grün ganz in sich auf.

Lass Deinem Organismus Zeit, dieses Grün in sich wirken zu lassen.

Du hast dafür auch ausreichend Zeit, die Zeit, die Du dafür brachst!

Atme das heilende Grün in Deinen Körper.

Du spürst, wie Deine Lebenskraft jetzt gestärkt wird. Und nun erspüre Deinen Blutkreislauf.

Vielleicht hast Du das Gefühl, er ist ein wenig träge?

Geh jetzt in Dein Herz und spüre bewusst in Deinen Puls.

Lass die Farbe Rot Dein ganzes Herz ausfüllen, lass ein strahlendes Rot durch Deinen Körper strömen.

Helle alle Bereiche auf, die jetzt frische Energie brauchen!

Sieh, wie das Rot das Netz der Venen und Arterien durchfließt und sie mit neuem Leben füllt, wie es die verstopften Adern öffnet und wieder frei und durchgängig macht.

Das Rot reinigt Dich und stärkt Deinen ganzen Organismus.

Es erreicht jeden letzten Winkel in Deinem Körper und jede noch so kleinste Faser.

Schenke Deinem Herzen nun noch ein zartes Rosa, damit es frei und uneigennützig lieben kann.

Fühle, wie dieses Rosa jetzt Dein Herz und den Rest Deines Körpers ganz erfasst.
Sieh, wie Dein ganzes Herz sich dabei weitet, wie es sich wie eine Rose öffnet, die in sich ganz vollkommen wirkt.

Dein Herz ist nun voller Liebe und schöner Gefühle.

Du hast diese Gefühle nicht nur für Andere, sondern auch für Dich selbst.

Und nun strahlt helles, warmes Gelb in Deinen Kopfbereich.

Geh damit durch alle Teile Deines Gehirns und spüre, wie jeder Teil von dieser Farbe wie von Sonnenlicht durchflutet wird.

Das goldgelbe Licht vertreibt alle Deine negativen Gedanken aus Deinem Bewusstsein.

Lass Dir viel Zeit mit der Reinigung Deiner Gedanken.

Du spürst, wie sich immer mehr Klarheit in Dir ausbreitet und alles Negative weicht.

Das gelbe Licht kann sich nun immer mehr und mehr ungehindert in Dir ausbreiten.

Dein Körper ist jetzt gereinigt und Du weißt, dass ein positiver Regenerationsprozess in Dir eingesetzt hat.

Du bist jetzt bereit, weißes Licht in Dich aufzunehmen.

Lass das Weiß durch Deinen Körper fließen und genieße die Farbe, die Dich von innen durchfließt und von außen wie Sternenstaub einhüllt.

Diese Farbe breitet sich nun wie ein stetiger Strom in Dir aus, der an den Zehenspitzen beginnt, und an Deinen Haarspitzen wieder austritt.

Du spürst die Farbe überall und Du fühlst Dich nun völlig wohl und in Deiner Mitte.

Jetzt bist Du auch bereit für die höchste aller spirituellen Farben - für die Farbe Lila.

Das Lila breitet sich zuerst in einer hellen Farbe in Dir aus,

um dann immer dunkler, lebendiger und leuchtender zu werden.

Du strahlst dieses Lila von innen nach außen aus, Du spürst die völlige Zufriedenheit, die Ruhe und das Gleichgewicht, das nun in Dir herrscht.

Bald ist die Zeit gekommen, dass Du Dich von Deinem Garten verabschiedest, und langsam ins Hier und Jetzt zurückkehrst.

Wenn Du möchtest, stell´ Dir nochmals alle Farben, die Dich durchflutet haben, der Reihe nach vor.

Zuerst das heilende Blau,
dann das regenerierende Grün,
das energiereiche Rot,
das liebevolle Rosa,
das strahlende Gelb,
das reinigende Weiß
und das spirituelle Lila.

Diese Farben bleiben jetzt alle in Deinem Körper
konserviert.

Du nimmst Sie Dir mit, in Deinen Alltag, in Dein
Leben.

Du kannst sie Dir jederzeit in Dein Gedächtnis
zurückrufen, immer, wenn Du dies möchtest und für
nötig hältst...

Ich zähle jetzt langsam von 5 rückwärts bis 1.
Bei 1 öffnest Du Deine Augen, bewegst Deine Arme
und Beine und bist wieder hier in unserem Raum
angekommen.

5
4
3
2
1

Ich begrüße Dich in unserer Mitte zurück.

Atme dich frei

Ich begrüße Sie ganz herzlich und freue mich auf die nächsten Minuten mit Ihnen.

Um einen besseren Zugang zu Ihrem Inneren zu bekommen werde ich Sie, wie in Meditationen üblich, mit dem vertrauten „Du" anreden.

Wir wollen nun unseren Tag gemeinsam mit einer entspannenden Atemübung beginnen.

Dazu setzt oder legst Du Dich nun bequem hin.

Schließe nun Deine Augen und konzentriere Dich jetzt ganz auf Dein Inneres.

Spüre, wie Dein Körper jetzt immer schwerer und schwerer wird.

Deine Beine werden ganz schwer.

Deine Arme werden immer schwerer und schwerer.

Bei jedem Atemzug wird nun auch Deine Entspannung immer größer und größer.

Und jetzt achtest Du einmal bewusst auf Deinen Atem - wie er langsam kommt und wieder geht.

Dein Atem kommt und geht - in Deinem eigenen Rhythmus – sanft, leicht, ruhig und gleichmäßig.

Du atmest ganz sanft und bewusst und spürst nun einfach nur dem Weg Deines Atems nach.

Der Sauerstoff strömt durch Deine Nase oder Deinen Mund ein, weitet Deinen Bauchraum und fließt in Deinen Brustkorb.

Beim Ausatmen verlässt der Atem in umgekehrter Reihenfolge sanft und ohne Druck wieder Deinen Körper:
Zuerst aus dem Brustkorb
und dann aus dem Bauchraum.

Du atmest leicht ein – in den Bauchraum - in den Brustkorb

Du atmest leicht aus – aus dem Brustkorb – aus dem Bauchraum

Ein – in den Bauchraum - in den Brustkorb
Aus – aus dem Brustkorb – aus dem Bauchraum

Ein – in den Bauchraum - in den Brustkorb
Aus – aus dem Brustkorb – aus dem Bauchraum

Bitte atme so noch ein paar Atemzüge ganz sanft in Deinem eigenen Tempo weiter.

Nun schickst Du Deinen Atem zu einer Stelle, die Dir vielleicht jetzt gerade Probleme bereitet.

Versuche Deinen Atem nun ganz sanft genau dort hin fließen zu lassen.

Falls Du momentan keine Blockaden hast, atme einfach an eine beliebige Stelle, die Dir gerade wichtig erscheint.

Nun stelle Dir dabei vor, dass bei jedem Einatmen neue Energie zu dieser Zone gelangt und gleichzeitig bei jedem Ausatmen die Blockaden, der Stress und die innere Anspannung immer weniger werden.

Atme Energie ein - und alles Belastende aus
Atme Energie ein - und alles Belastende aus

Atme Energie ein - und alles Belastende aus
Atme Energie ein - und alles Belastende aus

Atme noch ein paar Atemzüge in Deinem eigenen Tempo so weiter.

Du spürst nun immer mehr die Leichtigkeit und Energie in Dir.

Kehre nun langsam in Gedanken wieder ins Hier und Jetzt zurück.

Du kannst diesen Tag nun voller Freude und neuer Lebenskraft frisch und gestärkt beginnen.

Frauenmeditation

Diese Klang-Meditation gibt Ihnen neue Energie und Lebensfreude.

Ich werde Sie, wie in Meditationen üblich, darin mit den vertrauten „Du" anreden.

Mache es Dir auf Deiner Unterlage nun ganz bequem. Du spürst die Schwere Deines Körpers und fühlst Dich angenehm warm und wohlig.

Wie liegst oder sitzt Du jetzt auf der Unterlage, hast Du guten Kontakt zu ihr?

An welchen Stellen liegt Dein Körper auf?

Du spürst Deinen Atem, wie er ganz gleichmäßig ein- und ausströmt.

Er strömt sanft und leicht durch Deine Luftröhre in Deinen unteren Bauchraum,
in Deinen oberen Bauchraum
und füllt zuletzt Deinen Brustkorb.

Beim Ausatmen fliest der Atem sanft und ohne Druck zuerst aus Deinem Brustkorb,
dann aus dem oberen Bauchraum
und zuletzt aus Deinem unteren Bauch wieder hinaus.

Du atmest ganz in Deinem eigenen Tempo, ein und aus, ein und aus.

Gehe nun mit Deiner Aufmerksamkeit in Deinen Körper und visualisiere Dir, wie Du mit jedem Atemzug immer tiefer und tiefer in Deine Unterlage sinkst.

Du spürst Dein Herz, wie es ruhig und gleichmäßig im Rhythmus schlägt.

Falls Deine Augen jetzt noch geöffnet sind, schließe sie bitte jetzt
oder in ein paar Minuten.

Vielleicht spürst Du schon, wie Du mit den Tönen immer tiefer und tiefer in die Entspannung kommst,

wie Deine Beine immer schwerer werden.

Deine Arme liegen schwer und locker neben Deinem Körper.

Auch Dein Kopf muss sein Gewicht nicht mehr tragen und kann einfach entspannen und loslassen.

Beginne jetzt, Deine Stirn zu entspannen.

Du spürst, wie Deine Augenlider entspannen,

wie sich Dein Mund lockert.

Deine Gesichtszüge werden ganz sanft und sind völlig gelöst.

Du kannst spüren, wie sich die Entspannung in Deinem Körper fortsetzt.

Mit jedem Klang und jedem Ausatmen wird Dein Körper immer lockerer und gelöster.

Dein Nacken entspannt sich,

Dein Schultergürtel,

Deine Schultern, die schon so manche Last getragen haben.

Dein Rücken wird warm und wohlig.

Mit jedem Ausatmen kannst Du Dich immer mehr fallen lassen und sinkst immer tiefer in Deine Unterlage ein.

Vielleicht spürst Du jetzt schon die Wärme in Dir, oder gleich, in ein paar Sekunden.

Du spürst, wie sich die Wärme immer mehr in Deinem Körper ausbreitet.

In Deinem Nacken, Deinen Schultern, im Rücken…

Deine Atemzüge werden noch ruhiger und tiefer. Und nun spüre tief in Dich hinein.

Fühle das Glück, die Zufriedenheit und vor allem auch die Kraft in Dir,

die Du jetzt im Moment so stark empfindest.
Du bist eine starke Frau!

Du hast schon viel in Deinem Leben geschafft und
Du wirst auch in Zukunft jede Hürde meistern.

Dir gelingt alles, was Du Dir vornimmst.

Spüre nun auch Deine Weiblichkeit, Deine zarte Seite,
die neben Deiner Stärke existieren darf.

Spüre die Liebe, die Du für andere empfinden kannst,

und spüre auch die Liebe, die Du für einen ganz
besonderen Menschen empfindest, nämlich für
DICH!

Genieße jetzt die einzelnen Töne der verschiedenen
Klangschalen.

Lasse alle Deine Gedanken dazu einfach fließen…

Lasse Deine Gefühle kommen und gehen, sei einfach
nur Du selbst.

Bei jedem Klang der einzelnen Schalen wird Deine
Energie und Deine Lebensfreude nun größer und
größer.

Tanke Dich jetzt völlig mit dieser klangvollen Energie
auf.

Nimm diese Energie ganz bewusst in Dich auf, lasse sie in Dich strahlen, als wäre es die (Frühlings-)Sonne, die Dich wärmt und Dich mit ihrer Energie und Kraft neu auflädt.

Du fühlst Dich stark und erfrischt und bist ganz mit neuer Power erfüllt.

Du kannst nun Deinen Alltag wieder ohne Probleme schaffen.

Kehre nun langsam wieder in unseren Raum zurück, wo Deine Reise vorher begonnen hat.

Lasse Deine Atemzüge immer tiefer und intensiver werden.

Nimm mit jedem Atemzug frische Luft in Dich auf.

Beginne Dich zu recken und zu strecken.

Öffne jetzt Deine Augen.
1
2
3
4
5
Du bist nun hellwach und wieder im Hier und Jetzt angekommen.

Spüre Deinen Empfindungen noch etwas nach!

Kirschblütenmeditation

Wir begeben uns nun gedanklich in einen japanischen Zen-Garten.

Du läufst langsam über einen weißen Kieselsteinweg an Bonsais, Koniferen und kleinen Ahornbäumen vorbei.

Nach einer Weile näherst Du Dich einer halbrunden Brücke.

Und - wenn Du gedanklich dazu bereit bist - gehe jetzt über die Brücke…

Nun sieh Dich in dem harmonischen Garten genauer um. Was kannst Du alles erkennen?

Die unterschiedlichsten Pflanzen aller Farben und Formen sind dort zu sehen.

Du entdeckst Dir völlig Fremde, teils exotisch aussehende Pflanzen.

Jetzt kannst Du einen sehr angenehmen Duft riechen.

Du willst wissen, woher dieser Duft stammt.

Du lässt Deinen Blick über die Landschaft schweifen.

Von Ferne siehst Du nun einen Baum, der in voller Blüte steht.

Es ist ein wunderschöner, großer Kirschblütenbaum.

Du gehst auf den Baum zu, suchst Dir eine der Kirschblüten aus und pflückst Dir diese vorsichtig ab.

Jetzt legst oder setzt Du Dich bequem in seinen Schatten.

Schau Dir nun Deine Blüte einmal ganz genau an.

Welche Farbe hat sie?

Wie ist die Form der Blätter?

Sind sie spitz oder eher rund?

Wie ist ihre Oberfläche beschaffen?

Ist sie eher glatt oder rau?

Wie sieht die Blütenmitte aus?

Nimm jetzt einen tiefen Atemzug und rieche ihren angenehmen Duft.

Du sinkst nun mit jedem Einatmen immer tiefer und tiefer in einen wohligen und entspannten Zustand.

Du genießt die Ruhe in Dir.

Du bist einfach nur Du selbst.

Wenn Dich noch irgendetwas gedanklich belastet, so lasse diese Gedanken einfach weit hinter Dir, lasse sie hinter der Brücke zurück!

Mit jedem ausatmen wird Dein Inneres immer leichter und unbeschwerter.

Nun sind keine störenden Gedanken mehr vorhanden.

Du bist nun eingehüllt in einen wunderschönen Raum aus Klang, Duft und Farbe.

Du verschmilzt förmlich mit dem Klang, bildest mit ihm eine Einheit!

Ich überlasse Dich nun ein wenig dieser traumhaften Welt…

Allmählich wird es Zeit, wieder in die Wirklichkeit zurückzukommen.

Verabschiede Dich nun von Deinem Garten und bedanke Dich bei Deiner Kirschblüte für all das, was sie Dir gegeben und gezeigt hat.

Mit dem verstummen der Klänge kommen Deine Gedanken wieder alle hier an diesen Ort zurück.

Wenn gleich ein heller Ton ertönt, bist Du wieder ganz im Hier und Jetzt!

Du reckst und streckst Dich und atmest dabei tief und fest wieder die Dich umgebende Luft ein.

Nun öffnest Du ganz langsam Deine Augen…

Mediterrane Sinnesreise

Ich heiße Sie herzlich willkommen und freue mich, dass Sie mit mir die nächste halbe Stunde Ihren Körper, Geist und die Seele ein wenig zur Ruhe kommen lassen wollen.

In unserer immer hektischer werdenden Welt wird es zunehmend wichtiger, sich bewusste Oasen der Ruhe und Entspannung zu schaffen.

Ich werde während der Meditation verschiedene Klangschalen für Sie anspielen.

Versuchen Sie einfach nur die Töne auf sich wirken zu lassen, der Meditation zu folgen und dabei alle störenden Gedanken abzuschalten und loszulassen.

Gerade am Anfang kann es jedoch möglich sein, dass dies nicht immer auf Anhieb gelingt. Wenn Ihnen zwischendurch also etwas durch den Kopf gehen sollte, richten Sie die Aufmerksamkeit danach wieder auf Ihren Atem und versuchen Sie, wieder zu sich zu finden.

Ich wünsche Ihnen eine schöne Entspannung.

Um einen besseren Zugang zu Ihrem Inneren zu bekommen werde ich Sie, wie in Meditationen üblich, mit dem persönlichen „Du" anreden.

Während Du Dir nun eine bequeme Position suchst, kommt Dein Geist schon langsam zur Ruhe.

Du nimmst jetzt einen tiefen Atemzug.

Mit dem Ausatmen lässt Du nun alles Belastende von Dir fallen, lässt Deinen Alltag einfach hinter Dir und lässt alles einfach los...

Mit jedem Einatmen nimmst Du nun gedanklich „Ruhe" in Dich auf und gibst beim Ausatmen „Anspannung" ab.

Du nimmst „Ruhe" in Dich auf und gibst „Anspannung" ab.

Du nimmst „Ruhe" in Dich auf und gibst „Anspannung" ab.

Du wirst merken, dass Du bald den Wunsch verspürst, noch tiefer in diesen angenehmen Zustand der Ruhe und Entspannung zu sinken.

Und während Du mir zuhörst, kannst Du Deine Gedanken auf eine Reise schicken…

Stell Dir vor, Du befindest Dich jetzt an einem schönen Ort, irgendwo am Mittelmeer.

Es ist ein warmer Sommertag, die Sonne scheint und Du flanierst durch die Gassen und Straßen dieses idyllischen Fischerdorfes.

Du schaust Dir nun ganz genau die verschieden Häuser mit ihren farbenfrohen Türen und Fensterläden an, die halb oder ganz geschlossen sind.

Vor den Häusern kannst Du mediterrane Blumen und duftende Kräuterstauden in schweren Terrakottatöpfen entdecken.

Vor einem der Häuser sitzt eine alte Frau unter einem blauen Sonnenschirm und häkelt an einem weißen Deckchen.

Vor ihr steht ein Korb, voll mit frischen, saftigen Früchten.

Die alte Dame blickt Dich freundlich an, nickt Dir zu und reicht Dir dann eine der Früchte.

Es ist Deine Lieblingsfrucht!

Du bedankst Dich bei ihr, beißt hinein und lässt sie Dir schmecken.

Ich frage mich, ob Du sogar das feine Aroma der Frucht auf Deiner Zunge schmecken kannst?

Voller neuer Energie läufst Du nun weiter durch die kleinen Gassen und genießt dabei den sanften, leicht salzigen Wind des Meeres und die Kühle der Häuser.

Von Ferne hörst Du Kirchenglocken und Geräusche, die Dich an einen Markt erinnern.

Neugierig läufst Du in diese Richtung und entdeckst viele Stände mit Kleidung, Nahrung und Haushaltsgegenständen.

Du näherst Dich dem Geschehen und beobachtest ein wenig das bunte Treiben.

Als Du genug gesehen hast schlenderst Du wieder weiter durch das kleine Dorf.

Dein Weg führt Dich nun direkt an einem Brunnen vorbei.

Möglicherweise willst Du Dich jetzt ein wenig erfrischen und etwas von dem köstlichen Wasser trinken.

Kannst Du spüren, wie frisch und rein das Wasser schmeckt?

Kannst Du fühlen, wie sich das kühle Wasser angenehm auf Deiner Haut anfühlt?

Frisch gestärkt und voller neuer Energie trittst Du nun langsam den Rückweg durch das kleine mediterrane Dorf an.

Allmählich wird es nun Zeit, mit Deiner Aufmerksamkeit wieder ins Hier und Jetzt zurück zu kommen.

Ich zähle dazu bis 5

1 Deine Atmung beginnt Dir wieder bewusster zu werden

2 Du nimmst einen tiefen Atemzug

3 Du bewegst Dich sanft

4 Jetzt werden Deine Bewegungen intensiver, Du spannst Deine Muskeln an

5 Du öffnest Deine Augen und bist wieder ganz hier in der Gegenwart angekommen

Ich hoffe, diese Meditation konnte alle Ihre Sinne ansprechen und war ein angenehmes Erlebnis für Sie.

Vielen Dank!

Sinnesreise Toskana

Ich begrüße Sie zu dieser meditativen Entspannung und freue mich auf die nächsten 20 Minuten mit Ihnen.

Versuchen Sie während der Meditation sich alles Gesagte bildlich vorzustellen und die Eindrücke und Empfindungen wertfrei auf sich wirken zu lassen.

Falls dabei störende Gedanken oder Geräusche auftreten, lassen Sie diese kommen und gehen - und konzentrieren Sie sich dann wieder ganz auf sich und auf die Töne der Klangschalen.

Ich werde Sie gleich mit „Du" ansprechen, um einen tieferen Zugang zu Ihrem Unterbewusstsein zu bekommen.

Dies ist eine Reise für alle 5 Sinne die Dich nach Italien, in die Toskana, führt.

Konzentriere Dich jetzt bewusst auf Deinen eigenen Atemrhythmus und schließe dann Deine Augen.

Mache es Dir nun auf Deiner Unterlage ganz bequem und spüre kurz in Dich hinein.

Unsere Reise beginnt in der beschaulichen Stadt Florenz.

Wir schlendern gemeinsam über den Wochenmarkt.

Schau Dir die vielen Stände an, die voll mit frischem Gemüse, Obst und süßen Leckereien sind.

Wenn Du möchtest, kannst Du Dir jetzt etwas davon aussuchen und probieren.

Vielleicht kannst Du sogar den Geschmack auf Deiner Zunge spüren?

Ein Stückchen weiter entdeckst Du jetzt einen Stand mit typischen Kräutern der Region.

Die Düfte der frischen Kräuter schmeicheln Deiner Nase und wirken sehr entspannend auf Dich.
Sie lassen Dich alle Sorgen und Anspannung des Alltags vergessen.

Atme nun diese Düfte tief ein und aus.
Ein und aus…

Mit jedem Atemzug breitet sich immer mehr und mehr Gelassenheit in Dir aus.

Du spürst wie Du immer mehr und mehr zur Ruhe kommst und immer tiefer und tiefer in die Entspannung sinkst.

Nachdem Du nun so entspannt bist möchtest Du Dir jetzt die Toskana noch näher ansehen.

Du besteigst eine Pferdekutsche, die Dich schon bald ins Hinterland bringt.

Hier wachsen rechts und links der Straße die typischen Zypressen, Weinstöcke und Olivenbäume.

In der Ferne siehst Du elegant wirkende weiße und gelbe Häuser.

Es ist ein schöner Sommertag, ein sanfter Wind weht und die Sonne wärmt Dich.

Ich frage mich, ob Du sogar den Wind und die Wärme auf Deiner Haut spüren kannst?

Du genießt jetzt ganz intensiv den Augenblick dieses wunderschönen Urlaubstages und den besonderen Zauber dieser hügeligen Landschaft.

Das leise Schnauben und die rhythmischen Huf-schläge der Pferde lassen Dich nun noch weiter in die Entspannung sinken.

Du kannst die ganzen positiven Gefühle der Ruhe und Entspannung tief in Dich aufnehmen.

Du kannst Dich auch später immer wieder daran erinnern, immer, wenn Du ein Bild der Toskana siehst oder Dich etwas Anderes an Italien erinnert.

Du kannst nun ein wenig davon träumen und hast jetzt für Deine Empfindungen ein wenig Zeit.

Doch wie jeder Urlaub geht auch dieser Tag schon bald seinem Ende entgegen.

Mit den romantischen Eindrücken der untergehenden Sonne hinter den Hügeln wird es Zeit, sich wieder im Hier und Jetzt zurückzufinden.

1 Nimm Deinen Atem wieder bewusster wahr

2 Spanne die Muskeln leicht an

3 Lass Deinen Atemrhythmus wieder intensiver werden

4 Beginne Dich leicht zu bewegen, dann zu recken und zu strecken

5 Und wenn Du dazu bereit bist, kannst Du Deine Augen wieder öffnen

Ich hoffe, Sie konnten diesen Urlaub für die Sinne so richtig intensiv genießen. Das Hören, Sehen, Fühlen, Schmecken und das Riechen…

Südsee - Meditation

Ich begrüße Sie zu dieser Phantasiereise für die Sinne.

Um einen besseren Zugang zu Ihrem Inneren zu bekommen werde ich Sie, wie in Meditationen üblich, mit „Du" anreden.

Stelle Dir vor, Du fährst an einem schönen Sommertag mit Deinem Traumschiff in die Südsee.

Das Wasser ist ganz ruhig und glitzert in unzähligen Blautönen.

Dein Schiff wirft vor einer kleinen Insel den Anker und Du gehst dort von Bord.

Von Ferne hörst Du schon das leise Zwitschern der exotischen Vögel.

Du läufst ein wenig umher, genießt die frische Meeresluft und spürst den warmen Sand unter Deinen nackten Füßen.

Wenn Du genug umher gelaufen bist, suchst Du Dir ein schattiges Plätzchen unter einer Palme und machst es Dir dort so richtig bequem.

Atme nun einmal bewusst tief ein.

Der süße Duft von Dir unbekannten Blumen strömt bis tief in Deine Lungenspitzen und erfüllt Dich mit Glück und Freude.

Du beginnst sogar ein wenig zu lächeln.

Du spürst jetzt ganz intensiv Deine innere Mitte und Deine Ausgeglichenheit, die bei jedem Ein- und Ausatmen wächst und immer größer und größer wird.

Ich lasse Dir nun ein wenig Zeit, Deine Ruhe und Entspannung intensiv zu spüren und zu genießen.

Nun hast Du das Bedürfnis, Dich noch ein wenig auf der Insel umzusehen, bevor Du danach wieder zu Deinem Schiff zurückkehrst.

Du stehst jetzt in Gedanken auf und findest einen schmalen Weg, der Dich zur Mitte der Insel führt.

Rechts und links säumen exotische Pflanzen mit reifen Früchten wie Bananen, Mangos, Ananas und Papayas den Weg.

Du suchst Dir eine besonders reife und schöne Frucht aus, und lässt sie Dir gleich schmecken.

Kannst Du jetzt diesen aromatischen Geschmack in Deinem Mund spüren?

Voller Energie und frisch gestärkt wanderst Du nun langsam zur Anlegestelle Deines Schiffes zurück, das Dich dann wieder zum Ausgangspunkt Deiner Sinnesreise zurück bringt.

Ich zähle jetzt bis 5.

1 Du beginnst tief einzuatmen
2 Du bewegst Dich leicht
3 Du ballst Deine Hände zu Fäusten
4 Du reckst und streckst Dich
5 Du öffnest Deine Augen und bist wieder im Hier und Jetzt angekommen

Ich hoffe, Sie konnten Geist und Seele bei der Reise in die Südsee gut baumeln lassen und neue Energie für den Alltag sammeln.

Vielen Dank für Ihr Interesse

Reise durch die Provence

Unsere (Duft)Reise beginnt im Südosten von Frankreich, in Grasse.

In der kleinen aber weltbekannten Stadt werden aus erlesenen Zutaten die Essenzen gewonnen, aus denen wohlriechende Parfüme für den ganzen Weltmarkt kreiert werden.

Von dort aus fahren wir ein Stück weiter hinaus aufs Land in die Provence, zu den bekannten Lavendelfeldern.

Mache es Dir auf Deiner Unterlage nun ganz bequem.

Vielleicht willst Du Deine Lage auch noch ein wenig verändern?

Es ist ein angenehm warmer Sommertag.

Schon von Ferne kannst Du, soweit das Auge reicht, lila Felder mit blühendem Lavendel entdecken.

Auch in der Luft ist trotz der noch großen Entfernung schon der feine und entspannende Duft wahrnehmbar.

Der Lavendel wirkt sehr beruhigend auf Deinen Geist und Du sinkst bei jedem Ein- und Ausatmen immer tiefer und tiefer in Deine Unterlage ein.

Je näher Du den Feldern kommst, desto mehr und mehr verstärken sich Ruhe und Gelassenheit in Dir.

Alle Anspannung und Stress des Alltags, alle Gedanken die Dir vielleicht noch durch den Kopf gehen, lösen sich mit dem würzigen Duft des Lavendels einfach auf…

Und mit Hilfe dieses Lavendelduftes sinkst Du jetzt immer tiefer und tiefer in einen entspannten Zustand.

Die Farbe Lila des Lavendels steht für seelisches Gleichgewicht hat auch eine reinigende und schmerzstillende Wirkung auf Deinen Körper.

Stell Dir nun vor Du nimmst beim nächsten Einatmen zuerst ein helles Lila in Dich auf.

Stelle Dir jetzt vor wie dieses Lila Deinen ganzen Körper erfüllt und wie Deine Selbstheilungskräfte dabei anregt werden.

Lass dieses Lila nun an eine Stelle im Körper fließen die jetzt gerade Entspannung oder Heilung nötig hat.

Bei jedem Atemzug wird dieses Lila nun etwas dunkler und die Wirkung der Farbe wird ebenfalls intensiver.

Und immer wenn Du in den nächsten Tagen die Farbe Lila siehst, bist Du ganz entspannt und Deine Selbstheilungskräfte werden erneut angeregt.

So langsam wird es nun Zeit, wieder in den Alltag zurück zu kehren.

Du ballst Deine Hände zu Fäusten

Du nimmst einen tiefen Atemzug

Du bewegst leicht Deinen ganzen Körper

Du streckst Dich

Du öffnest wieder die Augen

Ich hoffe, Sie konnten bei der Meditation gut abschalten und unseren Ausflug in die Provence so richtig intensiv genießen.

Mallorquinische Mandelblüte

Ich möchte Sie nun auf eine kleine Fantasiereise nach Spanien, auf die Insel Mallorca, mitnehmen.

Versuchen Sie sich darauf einzulassen, entspannen Sie die nächsten 15 Minuten Körper, Geist und Seele...

Um einen besseren Zugang zu Ihnen zu bekommen werde ich Sie, wie in Meditationen üblich, mit dem vertrauten „Du" anreden.

Ich wünsche Ihnen nun eine schöne Entspannung!

Versuche nun die nächsten paar Atemzüge Deinen Atem ganz bewusst wahrzunehmen und spüre, wie dieser ganz in sanft in Deinen Körper ein- und wieder ausfließt.

Dein Atem fließt ruhig ein... und wieder aus...

ein... und wieder aus...

ein... und wieder aus...

Und nun stelle Dir einmal vor, es ist gerade Frühling geworden und auf der Insel Mallorca beginnen gerade die Mandelbäume zu blühen.

Es ist ein warmer Frühlingstag und Dir ist angenehm warm.

Die Sonnenstrahlen erwärmen jetzt Deinen ganzen Körper.

Sie erwärmen zuerst Deine Hände…
und dann Deine Füße.

Du kannst dabei spüren, wie Du durch die Wärme immer tiefer und tiefer in eine angenehme Entspannung sinkst.

Die ganze Insel ist durch die Millionen blühender Mandelbäume in ein Meer aus rosa und weißer Farbe getaucht.

Der feine, süße Duft der Blüten liegt in der Luft und Du wanderst jetzt ein wenig durch die malerische Landschaft.

Nachdem Du nun eine Weile gelaufen bist verspürst Du das Bedürfnis, Dich unter einem der Mandelbäume ein wenig auszuruhen.

Ein großer kräftiger Baum spendet Dir wohltuenden Schatten.

Du lehnst Dich an seine Rinde und spürst die Kraft, die jetzt von diesem Baum für Dich ausgeht.

Er ist schon sehr alt, seine Wurzeln reichen bis tief in die fruchtbare Erde und er hat schon so manchen schweren Sturm überstanden.

Du kannst fühlen, wie er Dir jetzt einen Teil seiner Kraft abgibt, Kraft, die Du gut für Deinen Alltag benötigen kannst.

Du fühlst Dich jetzt ganz in Deiner Mitte angekommen.

Du spürst, wie sich Entspannung und Gelassenheit immer mehr und mehr in Dir ausbreiten.

Der betörende süßliche Duft der Mandelblüte lässt Dich immer mehr zur Ruhe kommen.

Möglicherweise kannst Du den Duft jetzt sogar in Deiner Nase wahrnehmen?

Du blickst nun hinauf zum Himmel und beobachtest ein Paar kleine weiße Wolken.

Falls noch Gedanken in Deinem Kopf auftauchen, kannst Du sie jetzt mit den Wolken auf die Reise schicken, so dass nichts mehr Deine Entspannung stören kann.

Von Ferne hörst Du einige Möwen schreien und ein zarter Wind weht von Meer bis zu Dir.

Ich frage mich ob Du vielleicht sogar den leicht salzigen Geschmack des Meeres auf Deiner Zunge spüren kannst?

Nachdem Du genug geruht hast stehst Du wieder auf.

Du läufst jetzt barfuß und mit neuer Energie geladen ein wenig über den weichen Boden.

Dabei lässt Du Deinen Blick in die Weite und über das Meer schweifen.

In der Ferne kannst Du ein paar kleine Schiffe erkennen, die von hier oben fast wie Spielzeug wirken.

Nimm jetzt diese ganzen positiven Gefühle der Ruhe, Freiheit und Gelassenheit tief in Dich auf.

Du kannst Dich auch in Zukunft immer wieder gedanklich an diesen Kraftort zurückversetzen, der Dir jetzt so viel Ruhe und Entspannung gibt.

Doch bald schon ist die Zeit gekommen, Dich von Mallorca und den Mandelbäumen zu verabschieden.

Ich zähle nun dazu bis 1:

5 Nimm jetzt einen tiefen Atemzug

4 Deine Atemzüge werden wieder intensiver und passen sich Deinem normalen Rhythmus an

3 Du machst zuerst leichte Bewegungen die dann intensiver werden

2 Du spannst von unten nach oben beginnend Deine Muskeln an

1 Öffne Deine Augen

Ich hoffe, Sie konnten diese kleine Auszeit der Ruhe und Entspannung intensiv für sich genießen.

Vielleicht versuchen Sie, sich in den nächsten Tagen oder in einer stressigen Situation einfach noch einmal an diese Meditation zu erinnern.

Ich wünsche Ihnen viel Spaß und Erfolg dabei!

Reise durch die Galaxie

Ich begrüße Sie recht herzlich und freue mich auf die nächsten 30 Minuten der Ruhe und Erholung mit Ihnen.

Ich werde Sie dann auch gleich mit dem vertrauten „Du" ansprechen, um einen tieferen Zugang zu Ihrem Inneren zu bekommen.

Wir starten nun gleich ganz bequem von unserem Stuhl oder unserer Unterlage aus eine Reise durch die Galaxie.

Ich wünsche ihnen viel Spaß dabei und eine schöne Entspannung.

Dein Körper liegt jetzt ganz entspannt auf Deiner Unterlage auf... und wenn Du dann dazu bereit bist, schließe bitte Deine Augen.

Gedanklich schweben wir nun sicher in die Höhe der Sonne entgegen.

Du kannst jetzt spüren, wie die Sonnenstrahlen Deine Haut erwärmen.

Je näher wir der Sonne entgegen reisen, umso angenehmer fühlst Du auch die Wärme auf Deiner Haut.

Auf unserer Reise ins Weltall begegnen wir zunächst unserem guten alten Mond mit seiner hellen, von Kratern bedeckten, silbern scheinenden Oberfläche.

Du kannst jetzt die Dynamik und Kraft spüren die der Mond intensiv auf die Erde, und im Moment auch auf Dich ausübt.

Fülle Deinen ganzen Körper mit dieser Stärke auf oder sende sie an eine Stelle in Dir, die Dir vielleicht gerade Probleme bereitet und die neue Lebenskraft nötig hat.

Du blickst noch einmal kurz zurück zu unserem blauen Heimatplaneten mit den riesigen Ozeanen und Kontinenten und erfreust Dich an diesem atemberaubenden Anblick.

Vielleicht huscht Dir jetzt sogar ein Lächeln über Dein Gesicht und Du kannst die Schönheit dieses Anblicks so richtig intensiv genießen.

Unsere Reise geht dem 2. Planeten unseres Sonnensystems, der Venus entgegen.

Der Abend- und Morgenstern, der tief in der Nacht nicht zu sehen ist, erstrahlt in rötlich-weißem Nebel, der richtig undurchdringlich aussieht.

Die Venus gilt als die Göttin des Lebens und gibt Dir nun neue Lebensfreude.

Wir fliegen dann völlig entspannt unserem nächsten Planeten, dem Merkur entgegen.

Er ist ein bräunlicher und sehr kleiner Planet, der in unserem Sonnensystem unmittelbar vor der Sonne kreist.

Er gilt in der römischen Mythologie als Götterbote und in der Astrologie als Planet der Kommunikation und des Verständnisses.

Nun umkreisen wir unsere große wohltuende Sonne.

Sie steht für Vitalität und spendet Dir jetzt die nötige Wärme, Energie und Stärke, die Du für Dein Leben benötigst.

Mit einem großen Bogen überqueren nun noch einmal die die Laufbahn des Merkurs, der Venus, zurück an der Erde vorbei, in Richtung Mars, unserem roten Nachbarplaneten, dem ersten der äußeren Planeten.

Der Mars gibt Dir jetzt neue Entschlusskraft und Willensstärke.

Wir bewegen uns weiter durch den Asteroidengürtel zum Jupiter, dem größten Planeten in unserem Sonnensystem.

Er steht für Glück und Erfolg und spendet Dir immer wieder neue Zuversicht in Deinem Leben, wenn Dir etwas einmal nicht gleich auf Anhieb gelingt.

Schließlich erreichen wir den Saturn, den zweitgrößten unserer Planeten, mit seinen großen Ringen. Er liegt schon unvorstellbare 1,2 Milliarden km von uns entfernt.

Der Saturn gibt Dir die nötige Ausdauer und Disziplin, die Du bei alle Deinen Vorhaben benötigst.

Wir schweben weiter zum bläulichen Uranus der Dich mit seiner Energie bei allen Neuanfängen und in der Veränderung unterstützt.

Der blau scheinende Neptun steht für Menschlichkeit und Idealismus und gibt Dir immer wieder neue Gefühle der Harmonie und Hoffnung.

Wir sind auf unserer Reise durch die Galaxie jetzt beim letzten der Planeten in unserem Sonnensystem angekommen, beim äußersten und kleinsten Planeten, dem Pluto.

In Zeiten, in denen Du vielleicht schon ans Aufgeben denkst, gibt er Dir in allen Belangen und Lebensbereichen immer wieder neue Motivation.

Doch bald schon geht unsere Reise durch das Weltall ihrem Ende entgegen und wir fliegen langsam wieder zurück zur Erde.

Gedanklich gehen wir nochmals an allen den äußeren Planeten vorbei:
Am kleinen Pluto,
am blauen Neptun,
dem bläulichen Uranus,
am Saturn mit seinen Ringen,
am großen Jupiter,
dem rötlichen Mars,

bis wir wieder voller neuer Energie, Lebensfreude und schöner Gefühle sicher zurück zur Erde kommen.

Unsere Atmung wird wieder schneller, wir strecken unsere Arme und Beine.

Ich zähle jetzt von 5 rückwärts
5
4
3
2
1
Wir öffnen nun langsam unsere Augen und sind wieder im Hier und Jetzt...

Sternschnuppen - Meditation

Ich begrüße Sie recht herzlich am heutigen Abend zu
unserer Sternschnuppen-Meditation und wünsche
Ihnen eine schöne Entspannung.

Sie dürfen sich im Laufe der Meditation auch etwas
wünschen, das vielleicht sogar in Erfüllung geht, wer
weiß?

Um einen besseren Zugang zu Ihrem Unterbewusstsein zu bekommen, werde ich Sie in der Meditation
gleich mit dem persönlichen „Du" anreden.

Falls Ihre Gedanken zwischendurch einmal kurz
abschweifen sollten, versuchen Sie sich bitte wieder
auf Ihren Atem zu konzentrieren, um dadurch leichter
in die Meditation zurückzufinden.

Ich wünsche Ihnen nun eine schöne Entspannung!

Lenke nun Deine Aufmerksamkeit ganz bewusst auf
Deinen eigenen Atemrhythmus.

Spüre, wie der Atem sanft in Deinen Körper einfließt,
und wie er wieder ausströmt.

Dein Atem strömt ganz in Deinem eigenen Rhythmus
ruhig in Deinen Körper ein- und strömt sanft wieder
aus.

Und nun nimm einen tiefen Atemzug mit dem Du
alle Sorgen und Anspannung des Alltags einfach
abgibst.

Du bist jetzt im Augenblick nur bei Dir und brauchst
Dir keine Gedanken über irgendetwas Anderes zu
machen.

Die Schwingungen und Töne der Klangschalen
breiten sich nun ganz langsam und sehr angenehm in
Deinem Körper aus und Du sinkst immer tiefer in
einen harmonischen Zustand.

Stell Dir jetzt vor, Du liegst in der Abenddämmerung
auf einer schönen Wiese an einem See.

Du genießt die letzten warmen Sonnenstrahlen eines
heißen Sommertages auf Deiner Haut.

Allmählich wird es angenehm kühl und bald schon
bricht die Dunkelheit herein.

Unzählige Sterne erscheinen funkelnd und strahlend
am Firmament und spiegeln sich im Wasser.

Du beginnst ein wenig zu träumen und lässt diesen
atemberaubenden Eindruck tief auf Dich wirken.

Plötzlich entdeckst Du eine Sternschnuppe.

Du freust Dich sehr darüber und Du darfst Dir jetzt etwas wünschen.

Beobachte die Sternschnuppe, bis sie nicht mehr zu sehen ist.

Und nun denke nochmal an Deinen ganz persönlichen Wunsch.

Stelle Dir jetzt einmal ganz genau vor wie es sich für Dich anfühlt, was sich in Dir verändert.

Ich frage mich, was alles passiert, wenn sich Dein Wunsch bald erfüllt.

Du hast die nächsten Minuten ausreichend Zeit, Dir alles genau auszumalen und ein wenig davon zu träumen.

Allmählich wird es jedoch Zeit mit den Gedanken wieder in die Realität zurück zu kehren.

Dazu nimmst Du jetzt einen tiefen Atemzug.

Beginne Dich leicht zu bewegen.

Lass Deine Bewegungen und Atemzüge wieder intensiver werden.

Und wenn Du dann dazu bereit, bist darfst Du die Augen wieder öffnen!

Ich hoffe, Sie konnten sich schön entspannen?

Ich drücke Ihnen nun ganz fest die Daumen, dass sich Ihr Wunsch erfüllt und in Kürze alles genau so kommt, wie Sie sich es eben schon vorgestellt haben.

Die Kraft des Mondes

Ich freue mich, dass Sie sich die nächsten 20 Minuten mit mir bei einer Mondmeditation entspannen möchten.

Ich werde Sie später mit „Du" ansprechen, um Ihr Unterbewusstsein auf einer tieferen Ebene zu erreichen.

Bevor wir beginnen dürfen Sie schon einmal eine bequeme Lage einnehmen, während ich ihnen noch einiges Wissenswerte zu unserem Erdtrabanten nennen möchte:

Der Mond umkreist in einem Zyklus von 28 Tagen die Erde, er beeinflusst durch seine Gravitationskraft die Gezeiten… und ebenso die Lebewesen auf unserem Planeten Erde.

Er ist durch die Entfernung von 384.400 km zu uns auch ohne Hilfsmittel schon sehr gut für unser menschliches Auge sichtbar und er ist bisher auch der einzige Himmelskörper, der schon von Menschen betreten wurde.

Dem Mond werden auch bestimmte Kräfte nachgesagt, die sogar unser Leben beeinflussen sollen.

Diese Kräfte werden Dich nun durch die Meditation begleiten…

Überprüfe nun nochmals Deine Körperhaltung und Deine Position auf Deiner Unterlage.

Liegst Du schon richtig bequem?

Nun schließe Deine Augen und achte ganz bewusst nur noch auf Deinen Atem.

Alle Gedanken und Geräusche um Dich herum werden Dir nun immer mehr und mehr gleichgültig.

Du liegst einfach nur völlig entspannt da.

Dein Atem fließt ganz in Deinem eigenen Tempo ruhig in Deinen Körper ein und aus...

ein und aus...

ein und aus...

ein und aus...

Wir gehen nun gedanklich durch den 28-Tage andauernden Mondzyklus und beginnen beim Vollmond.

Und nun stell Dir vor, Du wirst jetzt vom Vollmond angestrahlt.

Vielleicht siehst Du auch sein freundliches Mondgesicht?

Seine Strahlen treffen ähnlich wie warmes Sonnen-licht ganz angenehm auf Deinen Körper auf und hüllen Dich ganz sanft ein.

Du spürst die Ruhe und Geborgenheit des geheimnis-vollen Lichtes, das Dich und die ganze Umgebung nun beleuchtet.

Ich frage mich, ob Du vielleicht auch die starke Kraft der Erneuerung und den Tatendrang des Vollmondes sogar in Dir spüren kannst?

Was möchtest Du noch unbedingt in Deinem Leben tun?

Nimm diese Energie des Vollmondes jetzt tief in Dich auf und fülle Deinen Körper oder eine Stelle in Deinem Körper nun damit auf.

Du kannst jetzt alte Dinge loslassen und bist offen für einen Neubeginn.

Gleich nach dem Vollmond beginnt die Phase des abnehmenden Mondes.

Stelle Dir vor, wie der Mond nun langsam immer mehr und mehr abnimmt... seine Sichel schmaler wird.

Alles wird nun unbeschwerter und leichter, alles gelingt Dir wie von selbst.

Die Kraft des abnehmenden Mondes lässt die Energie in Dir wieder fließen,

ein Reinigungs- und Erneuerungsprozess setzt ein.

Nimm diese Energie nun in Dich auf und versuche, sie an eine Stelle in Deinem Körper zu schicken, die gerade Reinigung und Erneuerung nötig hat.

Nun ist der Mond kaum noch zu sehen, der Neumond steht kurz bevor.

Diese Mondenergie hilft Dir bei einem Neuanfang, neue Ideen oder Vorhaben warten nur darauf, bald schon umgesetzt zu werden.

Was wolltest Du denn schon länger tun?
Bei welchem Plan oder welcher Idee kannst Du noch Unterstützung brauchen?

Stelle Dir jetzt etwas vor, was Du in Zukunft erreichen oder tun willst und male Dir aus, wie der Neumond Dich dabei jetzt… und in Zukunft mit seiner ganzen Kraft unterstützt.

Der Mondkreislauf nähert sich seinem Ende, 21 Tage sind seit dem Vollmond vergangen und der Mond nimmt wieder weiter zu.

Die Selbstheilungskräfte werden angeregt, alles ist auf Entwicklung, Aufnahme und Wachstum ausgerichtet.

Auch Deine Ideen und Pläne können noch weiter wachsen.

In dieser kraftvollen Phase kann Dein Vorhaben reifen, vielleicht kann auch Dein Plan schon Schritt für Schritt umgesetzt werden?

Stelle es Dir noch einmal ganz genau vor…

Wenn Dir das innerhalb eines Mondes nicht gelingen kann, dann stehen Dir ja noch viele weitere Zyklen und Möglichkeiten bereit.

Der Kreislauf des Mondes nähert sich nun seinem Ende entgegen.

28 Tage sind vergangen und wir sind nun gedanklich wieder beim Vollmond angelangt.

Du kannst jederzeit in der Zukunft, wenn Du Unterstützung in Deinem Leben brauchst, wieder an die Kraft aus dieser Meditation denken.

Und nun lass das helle Licht, das Dich noch immer einhüllt, langsam dunkler werden.

Komm jetzt mit Deinen Gedanken wieder in die Wirklichkeit zurück.

Balle Deine Hände zu Fäusten,

nimm einen tiefen Atemzug,

beginne Dich zu bewegen,

recke und strecke Dich,

und öffne dann wieder Deine Augen.

Ich wünsche Ihnen viel Freude und Spaß mit den Meditationen.

Besitzen Sie ein Smartphone? Über diesen QR-Code können Sie sich weitere Infos abrufen:

Meine Homepage für Klangschalen und Bachblüten